Gerlinde Riegler-Aspelmayr

ANKOMMEN

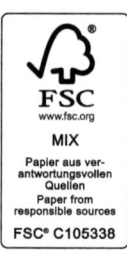

Bibliografische Information der Deutschen Nationalbibliothek:
Die Deutsche Nationalbibliothek verzeichnet diese Publikation
in der Deutschen Nationalbibliografie; detaillierte
bibliografische Daten sind im Internet über http://dnb.dnb.de
abrufbar.

www.lilly-schreibt.at

Herstellung und Verlag: BoD – Books on Demand, Norderstedt

ISBN: 9783755791492

Inhaltsverzeichnis

Was ich will

Ich will leben. Ich will lieben. Nicht einfach so. Sondern voll und ganz. Mit jeder Faser meines Körpers. Alles aufsaugen, alles einatmen. Ja, das will ich. Und dann will ich außerdem noch viel mehr.

Ich will Zeit haben. Ganz viel davon. Eine verschwenderisch große Menge an Tagen, Wochen, Monaten und Jahren. Mindestens bis 100 sollte die Anzahl meiner Lebensjahre reichen. Denn ich habe viel vor. Ich will die Welt sehen. Ich will an schönen Stränden meine nackten Füße im Sand vergraben und das Heranbrausen der Wellen mit allen Sinnen erleben. Ich will den Zeiger der Uhr vergessen und mich der Zeit ganz hingeben. Daher brauche ich auch möglichst viel davon, denn bisher rannte ich ihr immer hinterher. Wollte die größtmögliche Menge des Machbaren in sie – meine Lebenszeit – hineinpressen.

Ich will Menschen anderer Kulturen kennenlernen. Ich will deren Sprachen lernen, um sie besser zu verstehen. Sie. Diese ANDEREN, von denen es so viele da draußen gibt. Ich will atemberaubende Landschaften bestaunen. Ausblicke, die so unfassbar schön sind, dass es mir die Tränen in die Augen treiben wird. Steile Gebirgsketten, glitzernde Seen, Flüsse mit Wasserfällen, Meere voller Artenreichtum. Möglichst viel von all dem, was ich bisher nur aus Büchern, Zeitschriften und Filmen kenne, will ich sehen.

Ich will die Kinder, die ich geboren und großgezogen habe, zu wunderbaren Menschen aufblühen sehen. Und wenn ich sie anschaue, dann will ich innerlich vor Stolz platzen. Darüber, dass ich sie erschaffen und der Welt geschenkt habe. Wenn ich alt bin, dann will ich, dass mein Mann meine Hand hält und mir vielleicht manchmal zärtlich über meine Wangen streicht. Mit einem besonderen Glanz in den Augen, weil er froh ist, dass er mich gefunden hat. Weil uns ein unsichtbares Band verbindet. Und mir soll es ebenso ergehen und warm ums Herzen werden, wenn ich ihn anschaue.

Ich will, dass die Menschen, denen ich Gutes tun konnte, mit einem Lächeln im Gesicht an mich zurückdenken. Und ich will, dass jene, die ich verletzt oder denen ich Unrecht getan habe, mir verzeihen mögen. Ich will den Bäumen und den Sträuchern, die ich in unserem Garten gepflanzt habe, beim Wachsen zusehen, mich irgendwann in ihrem mächtigen Schatten ausruhen und die Stille, die ich so liebe, auskosten. Ich will klüger werden und vielleicht irgendwann einmal richtig weise sein. Und ich will über all das schreiben, schreiben, schreiben. Schon allein deswegen brauche ich noch ganz viel Zeit.

Ich will als alter Mensch im Schaukelstuhl sitzen und über das Leben nachdenken. Und ich will auch, dass ich dabei ein Lächeln auf den Lippen habe. So, als hätte ich begriffen, dass alles, was war, Sinn ergab. Dass kein einziges Puzzlestück hätte fehlen dürfen. Dass es ohne Schatten nie das viele Licht gegeben hätte. Und ohne Traurigkeit nicht die Momente der Freude. Ja, das alles will ich. Und darum brauche ich sie. Die Zeit. Und zwar möglichst viel davon.

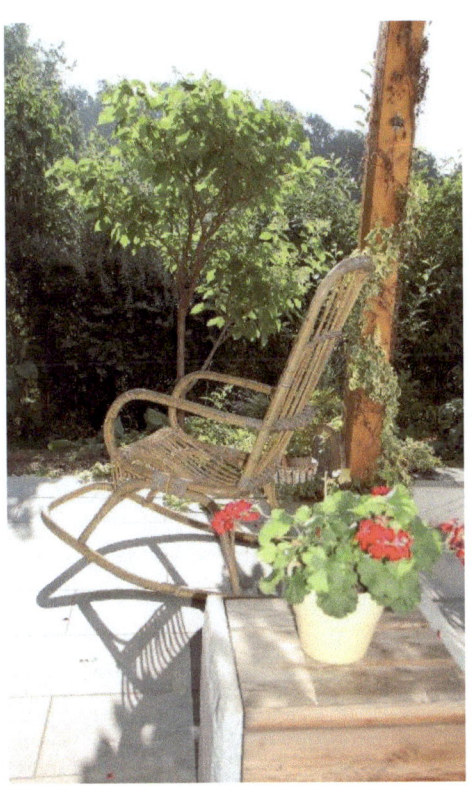

Weißt du noch?

Es werden Zeiten kommen, da werden wir über Tage wie den heutigen reden. Vielleicht werde ich das Gespräch mit Sätzen wie diesen beginnen: „Weißt du noch? Damals in jenem besonderen Frühling, als du sieben Jahre alt warst?"

Manche Dinge werden uns gleich wieder einfallen. Aber vieles werden wir vergessen haben. Darum schreib ich dir heute diese Zeilen, mein lieber Sohn. Für dich. Und für mich. Und für alle, die vielleicht so sind wie wir.

Damit sie nicht verloren gehen. Die schönen Dinge und Erlebnisse. Die Momente, die einen Unterschied im Leben machen.

Und davon gab es heute ganz viele.

Weißt du etwa noch, wie ich dir den Geheimplatz mit den Maiglöckchen, die seit einigen Tagen ihren Kopf aus der Erde stecken, gezeigt habe?

Weißt du es noch, wie wir gemeinsam einen dicken Wiesenblumenstrauß gepflückt haben? Davor bist du im Gras gesessen und hast mit Hingabe Sauerampfer gekaut. „Magst du auch ein paar Blätter haben?", hast du mich gefragt und mir hat es schon beim Gedanken daran das Gesicht verzogen.

Wie wir tief Luft geholt und mit geschlossenen Augen auf Pusteblumen geblasen haben? Einen Wunsch haben wir dabei im Kopf gehabt. „Gell Mama, es soll nichts sein, das man mit Geld kaufen kann?", hast du mich zuvor gefragt und ich habe dir zugenickt.

Wie ich dir die verschiedenen Wiesenkräuter – Labkraut, Spitzwegerich, Breitwegerich, Schafgarbe – gezeigt und dir erklärt habe, gegen welche Krankheiten sie helfen und was man daraus alles machen kann?

Wie wir beim Bach über einen Baumstamm balanciert sind und du meine Hand genommen hast?

Wie du dich in die mit Löwenzahn übersäte Wiese gelegt und gesagt hast: „Wenn man im Winter einen Schnee-Engel machen kann, kann man im Frühling auch einen Blumen-Engel machen!"

Wie wir ein vierblättriges Kleeblatt gesucht, aber keines gefunden haben? Die Augen haben uns schon weh getan – so mühevoll war das angestrengte Schauen für uns.

Das alles weiß ich heute noch ganz genau. Aber in ein paar Tagen oder Wochen ist meine Erinnerung vielleicht schon wieder verblasst.

Daher habe ich nun alles niedergeschrieben, mein Sohn.

Für dich. Und für mich. Und für alle, die vielleicht so sind wie wir.

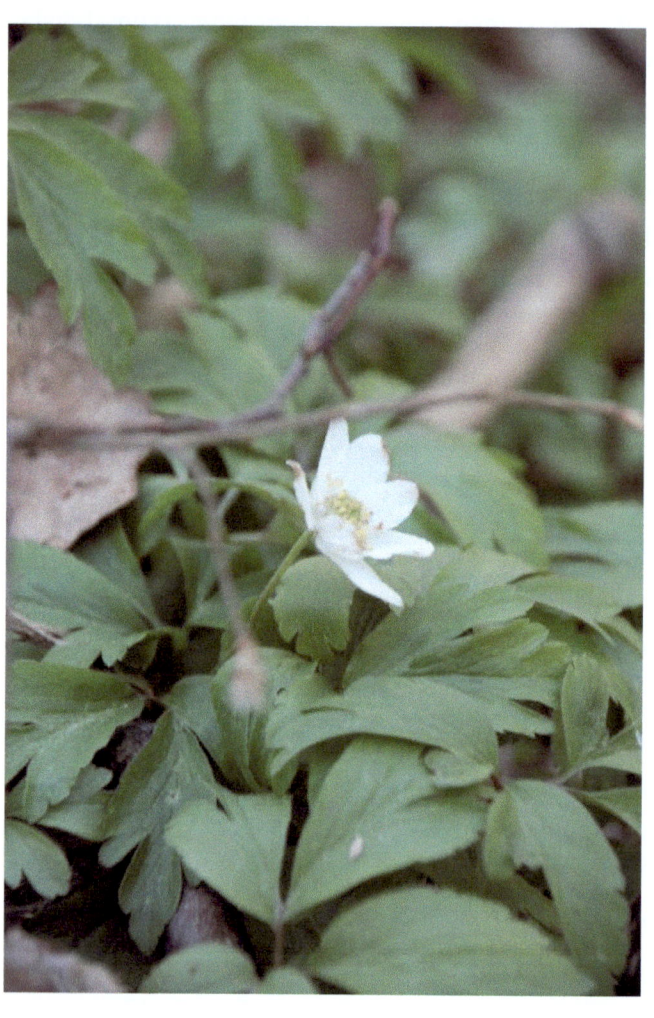

Die Linse scharf stellen

Einatmen. Ausatmen. Hören. Sehen. Riechen. Schmecken. Die Linse scharf stellen – auf das, was gut läuft. Das habe ich mir vorgenommen, nachdem mich die Corona-Krise kurzzeitig in eine Schock-Starre versetzt hatte. Ich traf eine bewusste Entscheidung. Und so bin ich statt zu einer Schwarz-Seherin zu einer Bunt-Seherin geworden. Weil Angst krank macht. Weil ich es meinen Kindern und mir selbst schuldig bin. Der Frühling unterstützt mich dabei nach besten Kräften.

So nehme ich derzeit bewusst vieles wahr, was mir sonst vielleicht entgangen wäre: Ich sehe etwa, dass heute der Marillenbaum aufgeblüht ist. Ich sehe die Bienen, die sich über meinen Osterstrauch auf der Terrasse freuten.

Ich sehe, wie meine elfjährige Tochter im Zuge des E-Learnings täglich neue, wichtige Kompetenzen erlernt. Sie kann nun selbständig E-Mails an ihre Pädagogen verschicken. Heute habe ich ihr gezeigt, wie man einen Anhang an eine Mail anfügt und wir beide waren entzückt darüber, wie toll sie nun bereits mit dem PC umgehen kann.

Ich sehe, wie mein siebenjähriger Sohn in Windeseile seine schulischen Arbeitsaufträge erledigt. Noch vor dem Frühstück will er alle Tagesaufgaben, die ihm die Lehrerin aufschrieb, fertig haben. Erneut werde ich darin bestätigt, dass in ihm viel Potential steckt. Sein

Ehrgeiz und sein Durchhaltevermögen ist bewundernswert und gibt mir Hoffnung, dass er eine spannende Zukunft vor sich hat.

Ich sehe, wie meine Tochter Kürbiskerne einpflanzt. Und wir freuen uns, dass wir die Kerne vom Vorjahr getrocknet und aufgehoben haben, denn dieser Tage haben keine Gärtnereien offen.

Ich höre, wie meine Kinder im Garten mit dem Hund Fangen spielen und dabei aus ganzem Herzen lachen.

Ich höre über die Hecke, wie mein Nachbar, ein Manager eines großen Unternehmens, der viel unterwegs ist, mit seinem kleinen Sohn spielt. Ich freue mich für beide. Dass sie einander haben. Nachts sitzt er sicher über Kalkulationstabellen und grübelt, wie er die Jobs seiner Mitarbeiter aufgrund dieser Krise halten kann. Doch heute Nachmittag schießt er seinem Kind einen Ball zu und nur das zählt für Vater und Sohn in diesem Moment.

Ich schmecke bewusst das Mittagessen, das wir heute zum ersten Mal in diesem Jahr draußen verspeisen und freue mich über jeden Bissen. Ich wende mein Gesicht der Sonne zu und atme tief ein und aus.

Einatmen. Ausatmen. Sehen. Hören. Riechen. Schmecken. Das alles habe ich noch selten so bewusst gemacht wie in diesem Frühjahr. Ein verrücktes Frühjahr - das Frühjahr 2020. „Die Welt wurde von einer dramatischen Krise gebeutelt", wird es später einmal heißen. Doch vielleicht werde ich mich auch an die schönen Momente dieses Frühlings erinnern. Ich hoffe es. Und arbeite täglich daran.

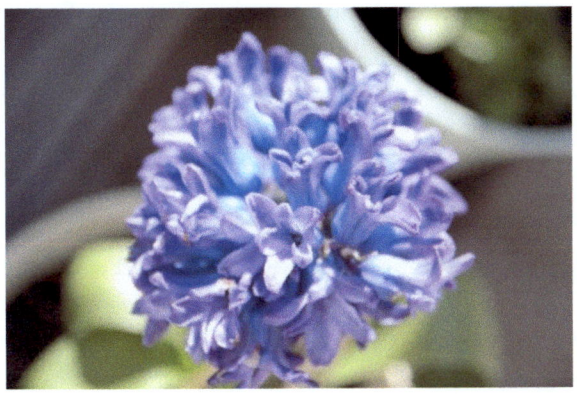

Grüner Hoffnungsträger

Wie hatte sie gut geschmeckt! Die cremige, tief orangefarbene Suppe vom Kürbis, den wir letztes Halloween ausgehöhlt und vor die Tür gestellt hatten. „Heben wir uns die Kerne auf. Dann können wir im Frühling genau von dieser Sorte einen Kürbis einpflanzen", hatten wir beschlossen und taten es auch.

In der Vorwoche holten wir das Briefkuvert mit den getrockneten Kernen wieder hervor. Wie einen Schatz legten wir sie auf unsere Handflächen und betrachteten sie. Wir befanden uns in der Anfangsphase einer neuen Zeitrechnung - der Corona-Zeit - in welcher Betriebe wie Gärtnereien bereits geschlossen hatten.

„Das wird MEIN Kürbis! Den pflanze ich ein und hege und pflege ihn", verkündete die elfjährige Tochter mit stolz geschwellter Brust. Und sie tat es mit akribischer Genauigkeit.

Sein Standort wurde täglich auf optimale Licht- und Wasserzufuhr hin überprüft. Sie sprach auch mit dem Töpfchen und gab der sich unter der Erde entwickelnden Pflanze sogar einen Kosenamen.

Ein einfacher Samen. Und doch war er mehr für mein großes Mädchen geworden. Ein Hoffnungsträger in diesen turbulenten Zeiten. Ein Lichtfunke.

Obwohl wir versuchten, die Kinder vor den besorgniserregenden Vorgängen in der Welt fernzuhalten, bekamen sie doch ziemlich viel mit. Es ist ein schmaler Grat zwischen zu viel und zu wenig Information. Und am Ende konnten sie doch alles aus unserer Mimik und Gestik ablesen. Die Grübeleien, die Sorgen. Sie hörten Begriffe wie Kurzarbeit, Sparen und Gürtel-enger-Schnallen.

Trotz vieler einfühlsamer Gespräche machte sie sich wohl auch bei unserem Nachwuchs breit, die Verunsicherung.

Und dann passierte es. Der Samenkern begann zu keimen. Er streckte sein hellgrünes Köpfchen durch seine schützende Decke aus Erde. Die Tochter war im siebten Himmel. „Mein Kürbis treibt aus!", verkündete sie beglückt und hüpfte durchs Haus.

Alle kamen wir herbei und bestaunten das zarte Leben, das sie geschaffen hatte, und freuten uns mit ihr.

Wie einfach und schön die Dinge doch manchmal sein können. Auch – oder gerade – in schwierigen Zeiten.

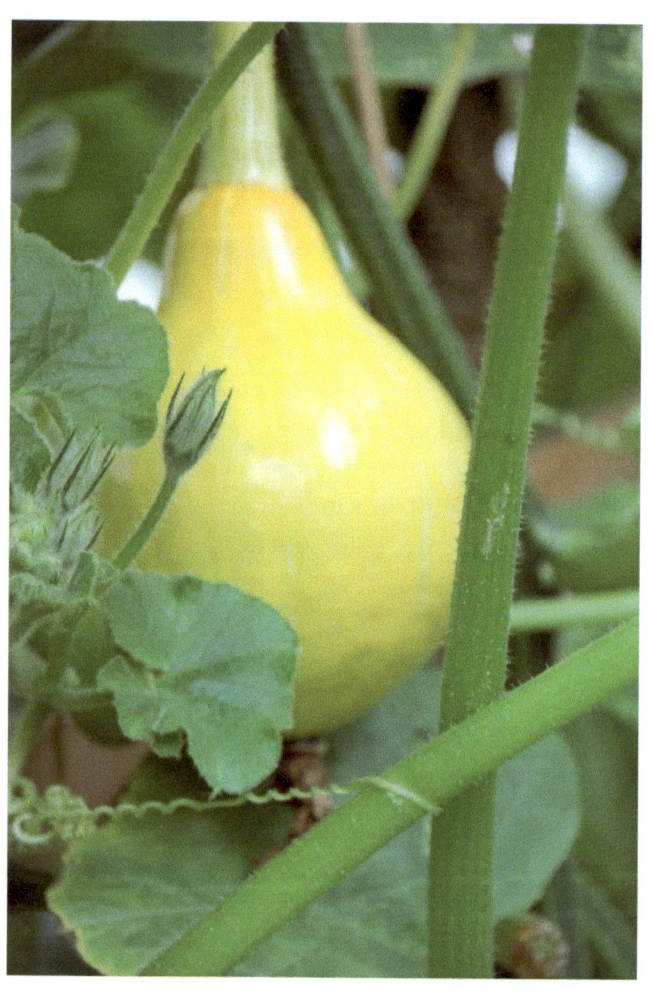

Im Geiste nach Italien

Urlaub in Italien? Das wäre freilich wunderbar. Doch daraus wird heuer nichts werden. Die Urlaubstage sind aufgebraucht. Und überhaupt ist die Corona-Zeit keine Reise-Zeit.

So bleibt mir heuer nur, die Bilder von fremden Orten im Geiste zu erzeugen. Und das funktioniert erstaunlich gut. Ja, wirklich! Ich habe mit meinem Sohn neulich den Test gemacht. Er hatte schulfrei, ich einen freien Vormittag.

„Komm, wir spielen Urlaub!", sagte ich spontan zu ihm. „Wir stellen uns jetzt vor, wir sind in Italien und gehen dort in ein Lokal zum Frühstücken. Wir lassen es uns richtig gut gehen. Das haben wir uns verdient!"

„Hurra, das machen wir!", jubelte der Siebenjährige. Im Nu war er angezogen und auch ich streifte mir ein Sommerkleid über und steckte mir eine Sonnenbrille ins Haar. Zwecks Urlaubsfeeling, versteht sich.

Im Auto wurden die Fensterscheiben heruntergelassen, damit uns der laue Fahrtwind ins Gesicht blies. Wir parkten vor der örtlichen Konditorei, die nun unsere Pasticceria war. „Sollen wir jetzt beim Bestellen eine andere Sprache sprechen? Wir sind ja in einem anderen Land?", fragte mein Sohn beim Betreten des Gastgartens. „Ja schon, aber das wissen nur wir zwei", erklärte ich meinem Buben, der diese Information mit glitzernden Augen und einem bedeutungsschweren „Ah, verstehe, geheim" quittierte.

Und so saßen wir beide selig unter der warmen Frühsommersonne und träumten vor uns hin. Ich trank den besten Kaffee seit langem und genoss jeden Bissen meines Dolce. Der Junior tat es mir gleich (bis auf den Kaffee, der bei ihm ein Keli war).

In der netten Kellnerin sahen wir die freundlichste Cameriera aller Zeiten und gaben ihr mit breitem Grinsen ein großzügiges Trinkgeld. In den vorüberschlendernden Pensionisten und vorbeifahrenden Radfahrern erkannten wir waschechte Italiener und dachten darüber nach, wohin sie denn gerade unterwegs waren.

Beim Heimfahren überkam uns Wehmut. „Mama, wann machen wir wieder so einen Urlaubsvormittag?", bedrängte mich mein Junior. „Bald", versprach ich. Mit der Gewissheit: Urlaub ist kein Ort, sondern ein Gefühl.

Hoch oben auf dem Mähdrescher

Ich stehe im Garten und fülle mein Körbchen mit Brombeeren.

Von der Ferne höre ich das Dröhnen eines Mähdreschers. Die Luft riecht nach gedroschenem Getreide. Sofort bin ich in Gedanken wieder das Kind, das im Hochsommer stundenlang am Mähdrescher des Vaters sitzt. In unserem Ort war er einer der wenigen, die so ein monströses landwirtschaftliches Fahrzeug besaßen. Er drosch nicht nur auf unseren eigenen Feldern, sondern auch für die anderen Bauern gegen einen Stundenlohn. Wenn man also im Sommer die Nähe des Vaters suchen wollte, dann musste man neben ihm auf dem Mähdrescher sitzen. Das war für uns Kinder ein ungeschriebenes Gesetz. Denn daheim war er zur Erntezeit selten.

Allein die Leiter hinauf zum Fahrersitz zu besteigen, hatte etwas Aufregendes. Sie war kerzengerade, nicht schräg wie andere Aufstiegshilfen und man musste schwindelfrei sein. Wenn mein Vater das riesige Gerät startete, hatte das etwas Erhebendes. Es machte zwar einen Höllenlärm, aber ich liebte dieses brummende Geräusch. Fast majestätisch bogen wir von unserer Hofeinfahrt hinaus auf die Hauptstraße ein. Dort fuhren wir so langsam, dass wir ständig von den anderen Fahrzeugen überholt wurden. Ich fand das wunderbar - fühlte mich wie auf einer überdimensionalen Kutsche.

Ich war die Prinzessin und mein Vater der Fuhrmann. Manchmal winkte ich den vorbeifahrenden Autofahrern und fühlte mich dabei wie eine Adelige, die dem Fußvolk die Hand zum Gruße schwenkt.

Die stundenlange monotone Fahrt auf den Feldern verging wie im Flug, wenn ich mir Geschichten ausdachte oder Lieder summte. Der Blechriese, auf dem wir fuhren, war mein Resonanzkörper, sodass sich die Lieder auf dem Mähdrescher ganz anders anhörten, als wenn ich sie nur so vor mich hinsang. Es war herrlich.

Mein Vater trug beim Mähdreschen stets einen Strohhut als Schutz gegen einen möglichen Sonnenstich. Seine Haut war im Hochsommer stets dunkelbraun – fast schwarz. Oft saß er mit nacktem Oberkörper auf seinem Gefährt. Wenn er ein T-Shirt oder ein kurzärmeliges Hemd trug, dann konnte man nach langen Dresch-Nachmittagen immer den Unterschied zwischen der gebräunten und der vor der Sonne geschützten Haut sehen. Das faszinierte mich.

Neben sich hatte er im Fahrerbereich immer eine Kühltasche mit einer großen Flasche verdünntem Himbeersaft und einigen Wurstsemmeln stehen. Regelmäßig stiegen wir die steile Leiter hinunter und stärkten uns im Schatten des riesigen Fahrzeuges gemeinsam mit der mitgebrachten Jause. Beim Mähdreschen schmeckten der Saft und die Semmeln anders als am Tisch daheim – da war ich mir sicher. Ich genoss jeden Bissen. Natürlich aß ich langsam und mit guten Manieren. Wie es sich für eine Prinzessin, die ich an diesen sommerlichen Erntetagen war, gehört.

Das Körbchen mit den Brombeeren ist inzwischen voll. Und mir ist ganz warm ums Herz geworden, als ich in meinen Kindheitserinnerungen versank. Wie froh kann ich sein, dass mir das Leben so einen sanftmütigen und guten Vater schenkte. Nach bestem Wissen und Gewissen ersetzte er unsere Mutter nach ihrem frühen Tod. In Dankbarkeit zurückblicken auf das, was gut war. Ohne Hadern. Ohne Verbitterung. Das wäre freilich die Königsdisziplin.

Das Leben stellt uns immer wieder auf die Probe. Wachsen oder scheitern wir an den Herausforderungen, die wir zu bewältigen haben?

Ich will mich immer für Ersteres entscheiden. Das nehme ich mir fest vor. Hier und heute - in meinem Garten stehend mit dem Körbchen Brombeeren in der Hand.

Der Tag am See

Ein freier Tag, doch er startet unrund. Die Kinder streiten wegen jeder Kleinigkeit. Das ständige Schlichten ist zermürbend. Ich bin müde. Innerlich müde. Und dennoch weiß ich: Ich muss raus mit den beiden Streithanseln, dann wird es besser.

In den Wald? „Lahm!", höre ich. „Da waren wir in letzter Zeit sowieso immer." Auf eine Ritterburg? „Auch blöd", sind sich Bruder und Schwester ausnahmsweise einmal einig. Auf einmal verziehen sie sich ins Zimmer der Großen und hecken einen Plan aus. Ich höre, wie sie Münzen aus Gurkengläsern schütten und zählen. Dann demonstrative Einigkeit: „Wenn du mit uns zum Badesee fährst, sind wir auch ganz brav. Und die ungesunden Sachen, die es dort gibt, bezahlen wir von unserem eigenen Geld!"

Kurz darauf sitzen wir im Auto. Doch zuvor wird noch ordentlich darüber gestritten, wer vorne sitzen darf. „Geht das schon wieder los!", fauche ich die beiden an. Die Große schmollt schließlich mit verschränkten Armen auf der Rückbank. Während der Fahrt verfolgt uns eine Regenwolke, die ein paar Tropfen auslässt. „Wenn wir jetzt umsonst weg gefahren sind, rede ich nie wieder mit euch!", giftet Kind Nr. 1 den Bruder und mich an.

Schließlich erreichen wir den See, an dem wir schon lange nicht mehr waren. Alle drei sind wir sofort verzaubert. Kaum Leute, glasklares Wasser, das von sattgrünen Auwäldern umrandet wird. Wir finden einen Steg, der nur uns gehört. Nun sind die Geschwister wie ausgewechselt, sie strahlen übers ganze Gesicht. Lange schaue ich die beiden an. Wie schön es ist, sie glücklich und unbeschwert zu sehen. Der Lockdown war auch für sie belastend, das wird mir erst jetzt so richtig bewusst. Ich tauche tief in die Atmosphäre dieses See-Nachmittages ein: Stand-Up-Paddler ziehen langsam an uns vorbei. Von der Ferne hört man Kinder beim Fußballspielen, die Grillen zirpen wie im Hochsommer. Körper und Geist entspannen sich mit jeder Minute mehr.

Schwüle liegt in der Luft, der angrenzende Auwald sorgt heute für fast tropisches Flair. Sanfter Wind wiegt die Weiden und Lindenbäume gemächlich hin und her. Der Duft von heißem Fett reißt mich aus meiner Betrachtung. „Mmh. Pommes. Endlich wieder so richtig fettige. Mama, nichts gegen deine gesunden Potato Wedges, aber diese hier schmecken viel besser", fachsimpeln die Kinder.

Die Stunden verstreichen. Ich möchte die Zeit anhalten. Plötzlich manifestiert Donnergrollen, was die Schwüle angekündigt hat: Ein Gewitter zieht auf. Wir packen zusammen und gehen zum Auto. Nach fünf Minuten schüttet es in Strömen. Der Himmel hat sich verfinstert.

Daheim parken wir vor einem einladend beleuchteten Zuhause. Beim Aufsperren der Tür strömt uns der Duft von Pizza aus dem Backofen entgegen. „Papa hat für uns gekocht!", freuen sich die Kinder und streiten sich sogleich um das größere Stück.

Doch diesmal stört mich das Gezanke nicht. Ich stehe im Türrahmen und sehe ihnen belustigt zu. Die Akkus sind voll. Und sind sie wieder einmal leer, weiß ich, wo ich hinfahre.

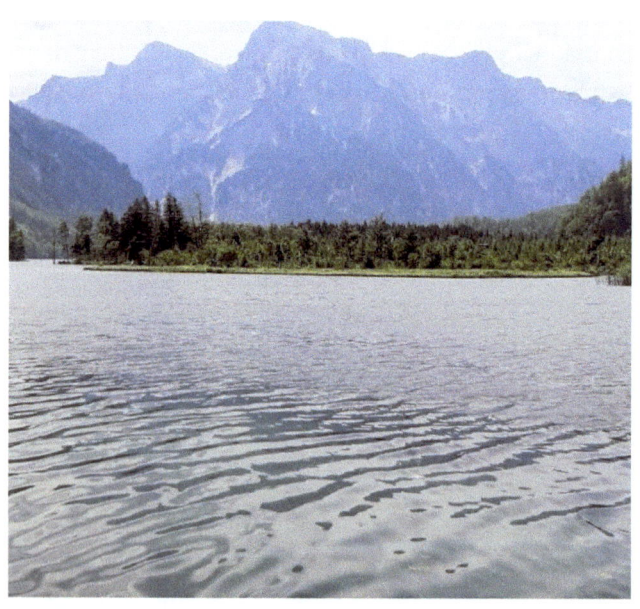

Vogelkonzert

Draußen ist es noch finster. Nur eine Nuance am Horizont lässt erahnen, dass der Tag bald anbricht. So gegen 5.30 Uhr hole ich mir meinen ersten Kaffee und genieße die Stille im Haus. Alle schlafen noch. Herrlich.

Dann ist es wieder soweit. Zuerst hört man Einen, schließlich Viele. Anfangs zart wahrnehmbar. Dann immer lauter. Die Vögel im Garten und im angrenzenden Wald beginnen ihr morgendliches Konzert. Es gibt für mich kaum einen schöneren Klang als diesen. Ich kippe das Fenster und nehme im Gegenzug die kühle Brise, die ins Wohnzimmer strömt, in Kauf. Gegen die kalte Luft schütze ich mich mit einer flauschigen Decke und wärme mich an meinem frisch aufgebrühten Heißgetränk.

Genau so fühlt sich Glück für mich an: Das Gratis-Konzert im Ohr, die wohlige Wärme auf meiner Haut. „Beschenkt werde ich gerade", denke ich mir - und dieser Gedanke wärmt mein Herz. Die Tatsache, dass die schönsten Dinge im Leben kostenlos und meist vor unserer Haustür zu finden sind, lässt mich den Aufruhr, in den Corona unsere Welt versetzt hat, gelassener sehen. Ein Sturm fegt über unsere Erde. Ich stelle mir vor, genau im Auge dieses Sturms zu sein und dort ist es bekanntlich immer ruhig und friedlich.

Die Vögel da draußen - es scheint, als wollten sie mir vorsingen: „Alles ist ok. Alles wird sich zum Guten wenden." Ich lächle in mich hinein und gleichzeitig muss ich mit Schmunzeln an die Aussage eines Bekannten denken, der einmal zu mir sagte: „Wenn ich in der Früh vom Geschrei der Vögel aufgeweckt werde, bin ich eh schon sauer!"

Schade, dass manche Menschen mit dieser Brille durchs Leben gehen. Und wie froh bin ich doch, dass ich eine andere aufhabe.

Wanderung zu mir selbst

„Warum in die Ferne schweifen?", denke ich mir und starte mein Auto. Wie so oft in den letzten Wochen erkunde ich in freien Stunden die nähere Umgebung ziel- und planlos. „Fahrt ins Blaue" nenne ich meine Touren. Wo es mir gefällt, parke ich und gehe zu Fuß weiter. Kopf ausschalten. Nur der Intuition folgen. Mein Ersatzprogramm zum Urlaub, der heuer nicht stattfindet. Und tatsächlich hat es sich noch jedes Mal ausgezahlt, dass ich losgefahren bin und an einem Ort, der mich vom Gefühl her ansprach, meine Wanderschuhe aus dem Kofferraum geholt habe.

Heute ist es zeitig in der Früh. Kurz nach sieben. Die Familien sind noch nicht zu ihren Ausflugszielen unterwegs und die Hobbysportler stärken sich offenbar auch noch beim Frühstück. Jedenfalls begegnet mir weit und breit kein Mensch, als ich den einsamen Wanderweg entlang eines Flusses beschreite.

Die Stimmung ist einzigartig. Fast magisch. Der Fluss mäandert vor sich hin. Sein Tosen und Brausen wirkt auf mich wie Meditation. Ich setze einen Schritt nach dem anderen und folge seinem Lauf, der Schneisen in die Landschaft schlägt. Der Fluss übernimmt die Führung. Nicht ich.

Es ist ein Erlebnis für alle Sinne: das belebende Wasser neben mir, das Geräusch der Schuhe, die im Kies versinken, gepaart mit dem feuchten Geruch der schattigen Aulandschaft.

Während ich gehe, scheint der Kopf immer freier und leichter zu werden. Mein ganzes Leben lang wollte ich vorausdenken und alles bis ins kleinste Detail durchplanen. In den letzten Monaten wurde mir bewusst, wie absurd das alles war. „Willst du Gott zum Lachen bringen, dann erzähle ihm von deinen Plänen." Diesen Spruch zitierte mein Vater oft und nie kam er mir wahrer vor als in diesem Jahr 2020. Ein Jahr, das so viel Unvorhersehbares brachte, wie kein anderes, seit ich denken kann.

Was bleibt, ist das Hier und Jetzt. Also gehe ich. Setze einen Fuß vor den anderen. Erfreue mich an dem Fluss, der mich heute in seinen Bann zieht und den ich früher nur vom Vorbeifahren kannte. Bewundere die Pflanzen, die heuer aufgrund des feuchten Klimas so hoch erscheinen wie schon lange nicht mehr. Betrachte jeden Tautropfen auf einer Blüte und jede Biene, die sich auf den Blumen niederlässt, als Geschenk des Moments, der sich in dieser Weise wohl kein zweites Mal wiederholt.

Nach zwei Stunden lege ich innerlich befreit die Wanderschuhe wieder in den Kofferraum, drehe den Zündschlüssel um und fahre nach Hause. „Wo warst du?", fragen mich kurz darauf die Kinder, die gerade aufgestanden sind und mit dem Papa beim Frühstück sitzen.

Wo war ich? Genau kann ich den Ausgangspunkt meiner Wanderung nicht einmal benennen. Aber eines weiß ich. Ganz nahe bei mir selbst war ich. Und dort will ich in Zukunft öfter hin.

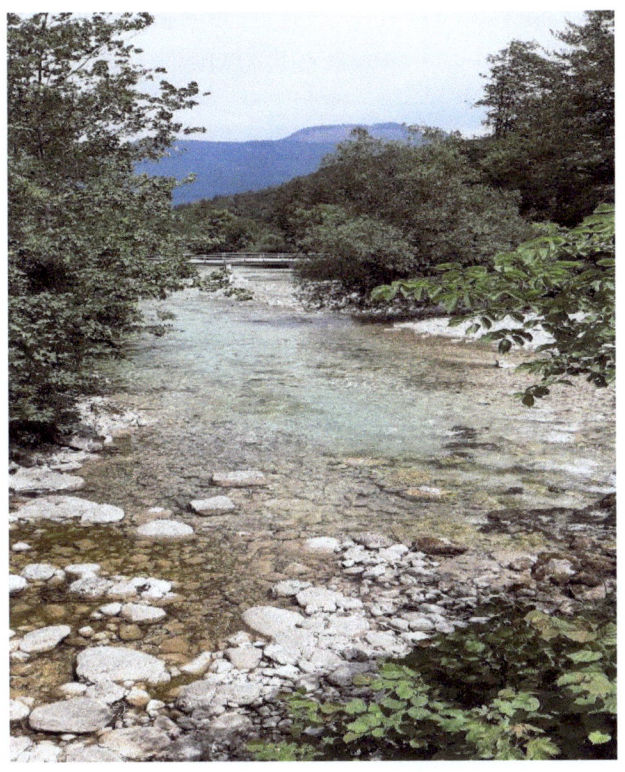

Raunzer-Straßen und Abzweigungen

„Ich sah das Glas immer schon eher halbvoll als halbleer. Bereits als Kind und Jugendliche und noch lange bevor darüber allerorts philosophiert und geschrieben wurde, gewöhnte ich mir an, in allem das Gute zu sehen und danach zu suchen. Ich glaube, diese spezielle Sichtweise entstand aus einer Art Selbstschutzmechanismus meines Körpers und meiner Psyche heraus, da mir das Leben schon recht früh auch seine dunklen Seiten zeigte.

Es gab immer wieder Menschen, die belächelten mich für diese Lebenseinstellung. Mehrfach wurde ich belehrt: „Ach bitte, es kann nicht in allem ein tieferer Sinn stecken. Die Dinge sind so, wie sie sind.” Ich hatte einmal eine Bekannte, die alles daran setzte, mir zu erklären, dass das Leben grundsätzlich schwierig und voller harter Prüfungen sei. Eine andere Person aus meinem Umfeld meinte stets: „Sieh doch endlich den Tatsachen ins Auge! Wenn es schlecht läuft, läuft es schlecht. Da gibt es nichts zu beschönigen.”

Ich tat das einzig für mich Richtige. Ich ging zu diesen Menschen auf Abstand. Deren Sichtweise des Lebens hatte mehr mit ihnen selbst als mit mir zu tun. Und ich war nicht bereit, mit dieser dunkel gefärbten Brille durch die Welt zu gehen, sondern behielt lieber meine eigene auf. Doch es gibt Tage, da komme ich von diesem

Weg ab. Da biege ich ein in die Raunzer-Straße und schließe mich der kollektiven Nörgelei an.

Umso mehr freue ich mich dann, wenn mir das Leben aufzeigt, dass ich die falsche Einfahrt nahm und dass die Menschen nicht grundsätzlich schlecht, sondern grundsätzlich gut sind.

Kürzlich war so ein Tag: Ich hatte es eilig. Ich hastete zum Bäcker, um eine Besorgung zu machen und warf mich dann gleich wieder voller Tatendrang hinters Steuer meines Autos. Gerade wollte ich ausparken, da hörte ich hinter mir ein verdächtiges Piep- piep - piep. Der Rückfahrsensor eines LKW kündigte an, dass sich eben dieser hinter mein Fahrzeug schob. Dann stellte der Fahrer den Motor ab und ging gemütlich in die Bäckerei. Der Typ hatte mich komplett verparkt! Ich machte die Autotür auf und fragte: „Ähm, bleiben Sie da jetzt stehen?!" Er sah mich genervt an und meinte: „Nur zwei Minuten." Sagte es und ging in die Bäckerei. Ich war sauer. „Frechheit!", dachte ich mir. Schließlich versuchte ich, aus der aufgezwungenen Stehzeit das Beste zu machen und beantwortete einige SMS auf meinem Handy.

Plötzlich riss jemand meine Autotür auf. Der Lastwagenfahrer. Ich sah ihn mit bösem Blick an und dachte mir: „Was will er denn jetzt noch? Vielleicht einen blöden Spruch über Frauen und Autofahren ablassen?!" Da legte er mir ein Bäckereisäckchen auf den Beifahrersitz und fügte hinzu: „Ich hab dir einen

Krapfen gekauft. Und danke nochmal fürs Warten."
Verdutzt stammelte ich: „Danke." Und schon war er
wieder weg.

Der Krapfen schmeckte mir daheim zu einem frisch
aufgebrühten Kaffee so gut wie schon lange keiner
mehr. Bei jedem Bissen musste ich lächeln und dachte
mir: „Die Welt ist voller guter Dinge. Man muss nur die
Augen aufmachen, um sie zu sehen."

Zurück zur Einfachheit

Ich stehe in der kleinen Küche und warte. Warte darauf, dass das Feuer, das ich gerade aus Papier, Kartons und ein paar Holzscheiteln gemacht habe, das Wasser im Topf erwärmt. Wenn es soweit ist, kann ich es über das Kaffeepulver in der vorbereiteten Filtertüte gießen.

Hier ist alles anders. Altmodisch und primitiv. Aber unglaublich entschleunigend. Und genau das wollte ich. „Back to the roots" quasi. Deswegen kam ich für ein paar Tage hierher, in diese Hütte irgendwo im Nirgendwo. Die Kinder schlafen noch. Auch ihnen tut die Einfachheit und Schlichtheit, von der wir hier umgeben sind, gut.

Das Wasser ist heiß. Nun steigt die Vorfreude auf meinen morgendlichen Koffeinkick. Daheim drücke ich auf den Knopf der Espressomaschine und habe innerhalb kürzester Zeit mein belebendes Gebräu in der Tasse. Hier muss ich warten. Geduld haben. Doch genau darin liegt der Reiz. Die Dinge bekommen eine andere Wertigkeit.

Die Kinder sind wach. „Ich bin heute wieder für das Feuer zuständig", meldet sich der siebenjährige Sohnemann zum Dienst. Schon gestern kontrollierte er im 20-Minuten-Takt, ob die Scheite im Ofen schon niedergebrannt waren.

Die elfjährige Tochter mutiert derweil zur Hausfrau und wärmt dem Bruder in einem Topf Milch, die nachher Kakao werden soll. Selbst der Abwasch ist in unserem gemieteten Holzhäuschen keine Arbeit, sondern eine meditative Tätigkeit.

Wie einfach das Leben doch sein kann. Kein Handyempfang. Kein Internet. Eine Befreiung. Ich nehme mir vor, auch daheim wieder öfter und konsequenter medienfreie Zeiten einzubauen. Wir spielen Karten, ich lese dem Kleinen stundenlang aus seinen Büchern `Die drei Fragezeichen' vor und alles fühlt sich richtig an. Selbst als wir den (Mini-)Fernseher einschalten und die Sendung `1, 2 oder 3' anschauen. „Gibt es die tatsächlich noch immer?!", frage ich die Kinder belustigt. Als ich vom Moderator den Satz „Ob ihr wirklich richtig steht, seht ihr, wenn das Licht angeht" höre, kommen Erinnerungen hoch und mir wird warm ums Herz.

Nächtens brauchen meine Tochter und ich starke Nerven. Wir haben einen leichten Schlaf und in der Hütte hört man jedes Geräusch von draußen. Meine Große sieht den friedlich schlafenden Bruder neidisch an. „Der hat es schön. Schläft wie ein Murmeltier, während wir hier kein Auge zubekommen." In der zweiten Nacht herrscht draußen Starkregen und ich vernehme im Halbschlaf ein Scheppern. Hellwach sitze ich im Bett und frage die Tochter: „Hast du das auch gehört? Ist ein Fenster kaputt?"

„Nein, ER hat sich wiedermal umgedreht und ist mit dem Fuß beim Heizkörper angekommen. Das hat den Krach gemacht", gibt sie Entwarnung. Weil an Schlaf nun sowieso nicht mehr zu denken ist, kuscheln wir uns in meinem Bett zusammen und sprechen uns über Dinge aus, für die wir uns bisher nie Zeit genommen haben.

Wegfahren, um sich selbst und den Liebsten ganz nahe zu kommen. Vertrautes loslassen, um die Hände wieder frei zu haben. Es wäre eigentlich ganz einfach.

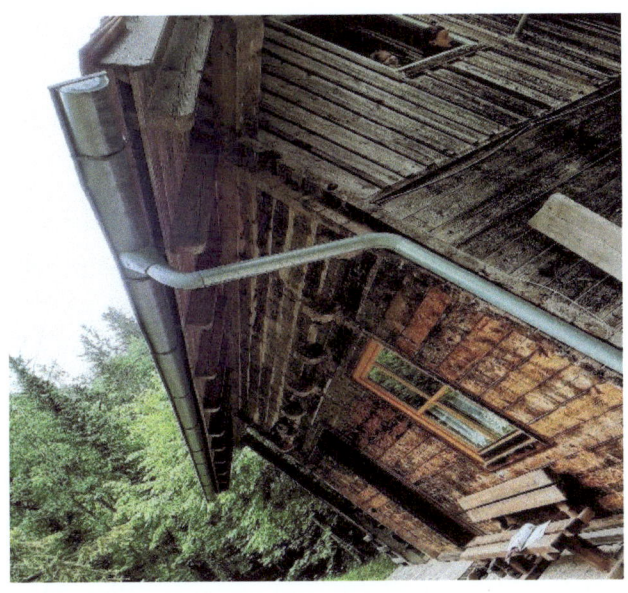

Alles fließt

Der Tag ist jung. Alle meine Lieben schlafen noch. Sogar der Hund wirkt noch schläfrig. „Ich mache einen kleinen Ausflug und bin in gut zwei Stunden wieder da", flüstere ich meinem Mann leise ins Ohr.

Neue Wege beschreiten. Ja, das habe ich mir vorgenommen. Sie sollen meinen Geist, der zu dieser Jahreszeit zu trüben Gedanken neigt, beflügeln. „Nimm dein Handy mit!", ruft mir mein Liebster nach, bevor ich die Haustür hinter mir zuziehe.

Ich fahre durch Nebelschwaden Richtung Norden. Es fühlt sich richtig an, öfter etwas FÜR MICH zu tun. Ich parke an einem Fluss, der für seine wildromantischen Schneisen, die er ins Tal zieht, bekannt ist.

Bewusst wähle ich nicht den mir bekannten Wanderweg, sondern gehe in die entgegengesetzte Richtung. Ich möchte mich überraschen lassen. Ausgetretene Wege habe ich schon zur Genüge betreten.

Meine Gedanken schweifen ab. Beim ersten Kaffee heute Früh blieb mein Blick beim Checken der Neuigkeiten an einem Posting einer Freundin hängen. Sie saß im Bikini am Meer und meditierte. Vor einigen Wochen hatte sie ihr altes Leben an den Nagel gehängt, ihr Hab und Gut verkauft und gegen ein Wohnmobil getauscht. Seither ist sie im Süden Europas unterwegs und macht Yoga an traumhaften Orten. „Möchtest nicht auch du hier den Lockdown verbringen?", richtete sie eine Anregung an ihre Leserschaft.

Ich musste schmunzeln. Niemals hätte ich dazu den Mut. Überhaupt ist Mut etwas, womit ich nie im Übermaß ausgestattet wurde. Von lebensverändernden Reisen träumte ich immer nur. Ich setzte sie aber nie in die Tat um. Mit 18 wollte ich für ein Jahr als Au-pair nach Amerika gehen. Ich hatte alle nötigen Unterlagen für mein Vorhaben angefordert. Doch noch beim Ausfüllen der Papiere verließ mich die Courage und ich warf die Anmeldung weg. Stattdessen redete ich mir ein, keine Zeit beim Studieren verlieren zu dürfen.

Nein, die große Welt habe ich nie gesehen. Dafür liebe ich meine kleine Welt. Etwa das Mühlviertel, wo ich seit fast zwölf Jahren lebe. Gerade heute zeigt es mir seine atemberaubende Schönheit. Bald werden die Laubbäume entlang des Flusses kahl sein. Doch heute sind sie noch üppig gefüllt mit Blättern in allen Nuancen der Farbtöne Gelb, Orange und Rot. Ich kann mich nicht satt sehen. Auf einem Stein, der so gewaltig ist, als hätte ihn ein Riese in den Fluss geworfen, mache ich eine Rast und gebe mich ganz dem Rauschen und Brausen des Wassers hin. Alle Last fällt ab. „Panta rhei – alles fließt", fällt mir ein und ich lächle zufrieden in mich hinein.

Wieder einmal war es gut, mich auf den Weg zu machen. Aufzubrechen. Wegzufahren. Man kehrt mit erweitertem Horizont zurück. Daheim strömt mir betörender Kaffeeduft in die Nase und recht gut gelaunte Kinder begrüßen mich.

Ich denke an meine meditierende Freundin am Strand. Sie hat es schön. Ich aber auch.

Bruder und Schwester

Es gibt sie. Diese magischen Momente. In denen alles Sinn ergibt. In denen man verliebt ist. Ins Leben. In die eigenen Kinder. In denen man von Dankbarkeit durchströmt wird. Nun darf ich gerade einen erleben. Ich wage es nicht, über seine Existenz laut zu sprechen. Aus Angst darüber, der Augenblick könnte bald wieder vorbei sein. Vorüber gehuscht wie ein flüchtiger Sonnenstrahl an einem kalten Nebeltag.

Ich liege auf der Couch im Wohnzimmer. Der anregende Duft von frischem Kaffee strömt mir in die Nase. Eine halboffene Wand von meinen Kindern getrennt. Sie hören, wie ich etwas in den Laptop tippe und glauben, ich arbeite.

Vertieft in eine gemeinsame Tätigkeit sitzen sie am Küchentisch und stechen Kekse aus einem Fertigteig aus. Gute 20 Minuten höre ich ihnen schon zu und kann mein Glück kaum fassen. Bruder und Schwester. Sieben und elf Jahre alt. Die meiste Zeit Streithansln - nun in absoluter Harmonie vereint. Sie diskutieren über diverse Dinge. Meist geht es um eine Fernsehserie, die sie gern gemeinsam schauen. Das Niveau, auf dem sie sprechen, macht mich stolz. Der Kleine fragt die große Schwester nach ihrer Meinung. Sie hört ihm aufmerksam zu und teilt ihm dann ihre Sichtweise mit. Sogar eine Melodie haben sie schon gemeinsam gesummt. Nicht, weil sie jemandem etwas vorsingen mussten oder wollten. Nein. Einfach, weil sie gerade Lust darauf hatten. Weil sie Freude am Gleichklang der unterschiedlichen Töne, die ihren Mund verließen, hatten.

Ja, alles ergibt Sinn in solchen Momenten. Alles Schwere durfte sein. Musste vielleicht sogar sein, damit man das Gute erkennen darf. Und wieder kreisen meine Gedanken um die Polarität, die allem innewohnt. Licht und Schatten. Freude und Traurigkeit. Streit und Versöhnung. Verzweiflung und pures Glück.

Mama-Sein ist oft ein harter Job und gleichzeitig ein wunderschöner. Keine Aufgabe in meinem Leben kostete mich mehr Kraft. Keine war die Anstrengung mehr wert. Nie zweifelte ich stärker an mir und nie war ich innerlich sicherer, dass ich ihn im Grunde gut mache - diesen Job. Auf meine ganz eigene Weise.

In meinem Kopf höre ich die Worte von Khalil Gibran: „Eure Kinder sind nicht eure Kinder. Sie sind die Söhne und die Töchter der Sehnsucht des Lebens nach sich selber. Sie kommen durch euch, aber nicht von euch. Und obwohl sie mit euch sind, gehören sie euch doch nicht. Ihr dürft ihnen eure Liebe geben, aber nicht eure Gedanken. Denn sie haben ihre eigenen Gedanken. Ihr dürft ihren Körpern ein Haus geben, aber nicht ihren Seelen. Denn ihre Seelen wohnen im Haus von morgen." Gänsehaut.

Mittlerweile liegt Lebkuchenduft in der Luft.

"Magst du eine Kostprobe?", fragt der Kleine. „Ja, gerne", sage ich. Es sind die ersten Kekse, die sie ganz ohne mich gebacken haben und nie schmeckten sie besser.

Krankenhäuser lehren Demut

Ich war grantig. Nicht nur kurz, sondern irgendwie schon seit Tagen. Alles schien mich zu nerven: Die berühmte offen liegen gelassene Zahnpasta. Das Gewand auf dem Boden der Kinderzimmer. Das dreckige Geschirr, das von den anderen Familienmitgliedern auch gleich in den Geschirrspüler hätte eingeräumt werden können. Der Wäscheberg, um den sich außer mir niemand zu kümmern scheint. Ich war in einen Taifun geraten und kam irgendwie nicht mehr von selbst heraus.

Dann habe ich einen beruflichen Termin auf der Kardiologie eines Kinderkrankenhauses. Ich muss warten. Lange. Bin zum Nichtstun verdonnert und habe Zeit, die Szenerie rund um mich zu beobachten. Die meisten sind `Stammgäste' hier, das merkt man. Sie haben die Abläufe verinnerlicht: Zuerst in den Raum fürs EKG, dann Gewicht und Größe messen und am Schluss zur fachärztlichen Untersuchung. Familie Barbapapa, die ununterbrochen auf einem Fernseher im Warteraum läuft, sorgt für die nötige Zerstreuung.

Ein junges Paar mit zwei kleinen Kindern fällt mir unter den Wartenden auf. Die Mutter ist eine Schönheit. Bildhübsches Gesicht. Volle Lippen. Beneidenswertes langes, dickes Haar. Doch ich erahne, dass Äußerlichkeiten in ihrem Leben schon lange keine Rolle mehr spielen. Ihr rund dreijähriger Sohn ist beeinträchtigt und herzkrank. Auch die (gesunde) geringfügig ältere Schwester des Buben ist bei der Untersuchung dabei. Die Familie geht gemeinsam zum EKG, da bekommt der Junge offenbar einen Angstanfall und schreit wie am Spieß. Er brüllt nach Leibeskräften. Das Mädchen kommt verstört aus dem Untersuchungsraum heraus. Der Vater beruhigt den kreischenden Buben, die Mutter geht in die Hocke und spricht auf Augenhöhe zu ihrer Tochter: „Ich weiß, du hast dich jetzt erschrocken. Aber deinem Bruder geht es gut. Er hat einfach nur Angst bekommen. Niemand hat ihm weh getan." Das Kind blickt der Mama vertrauensvoll in die Augen und entspannt sich wieder. Ich merke, wie meine Augen feucht werden. „Schnell ablenken", denke ich mir. Zum Glück gibt es hier ja Familie Barbapapa.

Da betritt ein junger Mann den Warteraum. Sein Haupt bedeckt eine Haube, doch man sieht genau, dass darunter kaum Haare sind. Er muss schwer krank sein. Die Schwestern kennen ihn und geben ihm mit einer Geste zu verstehen, dass er doch bei ihnen im verglasten Pflege-Stützpunkt warten soll. „Wegen der Keime", sagt eine Pflegekraft halblaut und winkt ihn zu sich. Der Jugendliche folgt wortlos. Auch seine Mama nimmt neben ihm Platz. Wieder eine fesche Frau, deren Mimik jedoch Bände spricht. Über die Sorgen, die sie und ihr Sohn schon durchlebt haben, könnten die beiden vermutlich ein Buch schreiben. „Und ich?", denke ich mir. „Und ich beschwere mich über herumliegende

Socken." Beschämt blicke ich auf mein Handy. Eine Stunde Wartezeit liegt bereits hinter mir.

Unbezahlbar, diese Stunde. Und sehr lehrreich für Menschen, die öfter mal zum Granteln neigen.

Der Nebelblumenfund

Die `Zeit im Bild'-Wetterfee Christa Kummer hatte es seit Tagen angekündigt: „Das Land ist zweigeteilt. Die einen sitzen in der Nebelsuppe, die anderen dürfen die Sonne genießen."

Ich gehörte zu jenem Teil der Österreicher unter der Nebeldecke. Also gab es nur eine Devise: Rein ins Auto und rauf auf den nächstgelegenen Berg. Ein freier Nachmittag schien mir dies zu ermöglichen. „Ich fahr die Sonne suchen und bin in ein paar Stunden wieder da", ließ ich meinen Mann wissen. Nachdenklich sah er aus dem Fenster. „Wo willst du bitte hin? Etwa zum Großglockner? Heute wirst du in unserer Gegend nirgends Sonne finden."

„Ja, ja, typisch Schwarzseher", rief ich meinem Liebsten nach und warf ihm ein Luftbussi zu. „Tu, was du willst. Hörst ja eh nicht auf mich", erwiderte er mit einem Zwinkern. Ich setzte mich ins Auto und fuhr und fuhr. Immer bergauf. 20, 30, 40 Minuten vergingen und von Sonne war weit und breit keine Spur. Im Gegenteil. Je höher ich hinaufkam, desto dichter und zäher wurde der Nebel. Die Straße war kurvig. Ich musste mich konzentrieren, um die Spur zu halten. Die Augen taten mir bereits weh. Innerlich stieg Ärger in mir auf. „Was für eine blöde Idee. Da hätte ich gleich daheimbleiben können", begann mein innerer Kritiker mit mir zu schimpfen.

Schließlich stellte ich am höchsten Punkt, den ich erreichte, den Wagen ab und wollte eine kleine Wanderung unternehmen. Die Stimmung war gespenstisch. Man sah kaum zehn Meter weit. Ich wusste, dass es hier an schönen Tagen eine traumhafte Aussicht gab, doch nun war mein Ausblick nur auf die nächstgelegenen Bäume beschränkt.

Und dann passierte es. Während ich mit gesenktem Blick vor mich hin stapfte und mit dem Wetter und meiner eigenen Unbelehrbarkeit haderte, entdeckte ich plötzlich wunderbare `Nebelblumen`. Es handelte sich um reife Löwenzahnblümchen, die übersät mit glitzernden, filigranen Tautropfen waren. Die Wasserperlen hatten eine Art Mantel gebildet, der die unscheinbaren Blumen zart umhüllte. Wie für ihren Hochzeitstag herausgeputzte Bräute standen die kleinen Löwenzähnchen da. Fantastisch. Unvergleichlich. Ein Wunderwerk der Natur.

In meiner Kindheit gab es ein Geschirrfachgeschäft, das ich öfter mit meiner Mutter besuchte. Während sie sich über diverse Haushaltsprodukte informierte, zog es mich immer in eine Ecke des Ladens, in der in einem Glaskasten Kristallfiguren ausgestellt waren. Stundenlang hätte ich dort stehen und die glitzernden Mini-Elefanten, Bärchen und Mäuschen bestaunen können.

Nun blickte ich auf die Nebelperlenpflanzen, die tausendmal schöner waren als jene teuren Glitzerskulpturen.

Noch vor ein paar Minuten hatte ich das nasskalte Wetter verflucht. Nun durfte ich Zeuge werden, welche Wunderdinge es hervorgebracht hatte.

Oprah Winfrey schrieb einmal, dass sie ihr Leben in „Wow-Momente", „Halleluja-Momente" und „Gott-zwinkert-dir-zu-Momente" einteile. Ich glaube, mein Fund könnte gut in eine dieser Kategorien passen.

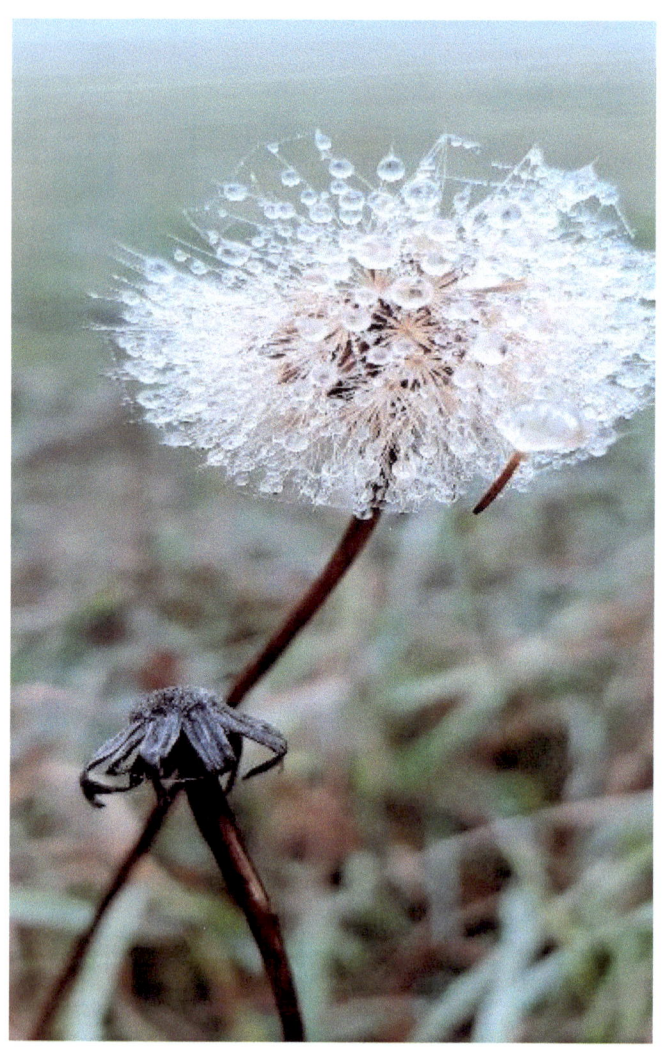

Slowdown statt Lockdown

Die Espressomaschine gibt zuerst ihr übliches Getöse von sich, bevor sie mein geliebtes Gebräu freigibt. Langsam, aber stetig füllt sich die vorbereitete Tasse und gleichzeitig steigt mir belebender Duft von frischem Kaffee in die Nase. „Was wäre, wenn der Lockdown nicht Lockdown, sondern Slowdown hieße?", denke ich mir, während ich der Maschine bei der Arbeit zusehe und meine Sinne vom Koffein angenehm benebelt werden.

Allein der Austausch dieser vier Buchstaben würde einen großen Unterschied machen. Es wären dann keine Wochen des gefühlten Eingesperrtseins, sondern Zeiten der Achtsamkeit. Ein Retreat quasi. Vor zwei Jahren legte ich noch Geld auf den Tisch, um an eben so einem Rückzug im Zuge eines Seminars teilzunehmen. Ich fühlte mich danach wie neu geboren.

Was spräche dagegen, nun auch die derzeitige Situation unter diesem Aspekt zu sehen? Nichts. Im Gegenteil. Es wäre sogar klug. Und so probiere ich es einfach aus – einen ganzen Tag lang achtsam sein. Mir und den Kindern trotz oder gerade wegen der eingeschränkten Möglichkeiten konsequent GUTES zu tun. Mein Kaffeeritual macht den Anfang. Dank Milchaufschäumer zaubere ich mir heute einen Caffé Latte mit einer Prise Zimt und Kakao obendrauf. „Mmmh, das schaut aber gut aus! Machst du mir auch das Gleiche nur aus Milch?", fragt das Söhnchen und ich erfülle ihm gerne seinen Wunsch.

Während wir unser Heißgetränk in Händen halten, erkläre ich ihm meinen Plan. „Wir machen diese Wochen zu Genießerwochen. Statt uns darüber zu ärgern, was wir nicht haben, machen wir es uns mit dem, was wir haben, so richtig gemütlich."

Ganz versteht der Kleine nicht, was ich meine, aber die Grundbotschaft ist angekommen. Die große Schwester hat auch zugehört und meldet sich sogleich mit jeder Menge nicht ganz uneigennützigen Vorschlägen. Einer davon ist eine tägliche Massageeinheit, die sie in Anspruch nehmen möchte. Tatsächlich ziehen wir am ersten Tag des Lockdown 2 unseren Plan durch. Wir sind ein Haus der Gemütlichkeit geworden. Es werden Kerzen angezündet. Der Diffuser verströmt angenehme Düfte. Trotz vieler zu erledigender Arbeiten geht alles leichter von der Hand. Nicht nur mir, auch den Kindern bei ihren schulischen Aufgaben.

Den ganzen Tag schaffen wir es, die Grundstimmung der Achtsamkeit zu bewahren. Nur einmal falle ich in alte Muster zurück, als ich wichtige berufliche Dinge klären muss und `gestört' werde. Aber war es wirklich eine Störung oder hatte ein kleiner Mensch bloß kurz meine Aufmerksamkeit gebraucht? Hätte ich nicht auch anders reagieren können? Es kommt immer auf den Blickwinkel an. Ich denke an frühere Situationen, in denen ich rasch die Nerven verlor und den Kindern unrecht tat. In der Rückschau schäme ich mich nun fast.

Wir krönen unseren Achtsamkeitstag mit einem Filmabend, bei dem wir uns auf der Couch zusammenkuscheln. „Wann spielen wir wieder Slowdown, Mama?", fragt mich der Kleine. Berührt antworte ich: „Von mir aus jeden Tag."

Schneewanderung mit Seelennahrung

Ich musste es hören. Es mit meinen Sinnen spüren. Es war schon höchste Zeit geworden. Dieses spezielle Geräusch, das entsteht, wenn man im Schnee einen Schritt nach dem anderen setzt. Man kann es schwer mit Worten beschreiben. Für mich ist es wie Musik. Mein Körper entspannt sich innerhalb von Minuten, wenn ich im Schnee stapfe. Die schönsten Wandererlebnisse meines Lebens verbinde ich mit weitläufigen Winterlandschaften. Auch heute setzt die heilsame Wirkung auf Körper und Seele wie erwartet ein.

Die weiße Pracht. Stille. Einsamkeit. Es waren anstrengende Tage, Wochen und Monate. Der Kopf voller schwerer Gedanken. Beruflich galt und gilt es schwierige Einschätzungen zu treffen. Beratungsgespräche zu führen, kostet zuweilen viel Kraft und Energie. Und manchmal sind auch jene, die fürs Helfen bezahlt werden, hilflos. Dazu die erschwerte private Situation. Ein tragischer Todesfall in der Familie muss erst noch verarbeitet werden. Trauer. Ratlosigkeit. Ohnmacht. Schlaflose Nächte.

Und dann auch noch Corona. Ja, wieder einmal. Oder eher: noch immer. Der zweite Lockdown kostete ungleich mehr Energie als der erste. Das Distance-Learning erschöpfte uns diesmal merkbar. Anfangs sahen wir es sportlich und optimistisch. Doch dann offenbarten sich Ermüdungserscheinungen.

Zeichen, die gesehen werden wollten. Ich habe sie gesehen und bin wieder einmal zu einer Wanderung aufgebrochen.

Ruhe. Heilsame Stille. Die Natur beschenkt mich reichlich heute. Mein Blick wandert dankbar und beglückt umher. Da eine schneebedeckte Tanne. Dort die Spuren eines Rehs. Mein Vater hat mich das Lesen von Tierspuren im Schnee gelehrt. Welch Glück habe ich, auf solche herzerwärmenden Erinnerungen zurückgreifen zu können.

Meine Ansprüche sind nicht hoch. Ich bin genügsam. Von einer schönen Schneewanderung kann ich wochenlang zehren. Ich liebe es, wenn die Oberschenkel vom Bergaufgehen brennen, mein Herz von der Anstrengung wie wild schlägt und ich schwer atme. Das Leben spüren. Darum geht es schließlich. Leben. Nicht gelebt werden. Aussteigen aus dem Hamsterrad. Sich innerlich zurücknehmen, um wieder Kraft für neue Herausforderungen zu tanken.

Ich fahre und gehe seit einiger Zeit gern ohne konkretes Ziel los. Lege anfangs nur die Richtung fest und lasse mich dann überraschen. Auch heute passiert es wieder. Auf einer Anhöhe lese ich die Inschrift auf einer Tafel, die für Pilger des Mühlviertler Johanneswegs aufgestellt wurde: „Entdecke deine Quellen der Kraft. Dazu gehört dein bewusstes Atmen, eine Balance von Weniger und Mehr hin zum Wesentlichen. Die innere und äußere Dankbarkeit, Liebe und Mitgefühl mit allem und allen, das Geschenk des Vertrauens."

Ich bin berührt. Wieder habe ich etwas gefunden, das ich gar nicht gesucht habe. Die Worte passen genau zu meiner derzeitigen Situation. Ich schreibe mir die Botschaft ab. In nächster Zeit werde ich sie mir öfter in Erinnerung rufen. Besonders am Heiligen Abend und zum Jahreswechsel.

Eines habe ich wieder einmal gelernt: Ich darf vertrauen. In mich. In das Leben. In die Zukunft.

Der Weg hat sich mir von selbst unter die Füße gelegt. Alles, was ich tun musste, war loszugehen.

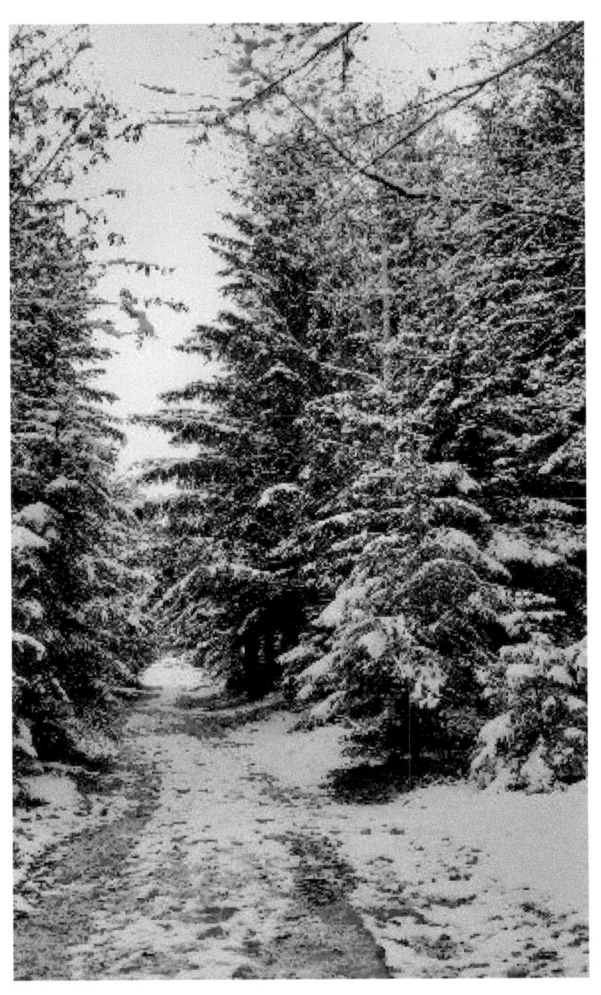

Es wird immer wieder Frühling

„Hast du schon Schneerosen im Wald entdeckt? Sind die Schneeglöckchen schon zu sehen?", frage ich meinen Vater am Telefon. Die ersten Sonnenstrahlen des aufkommenden Frühlings wärmten sowohl meine Wangen als auch mein Gemüt und ich hatte das spontane Bedürfnis, ihn anzurufen und seine wohltuende Stimme zu hören. „Nein, aber die Spitzen der Narzissen kommen schon aus der Erde raus – an den sonnigen Stellen im Garten", gibt mir mein Vater zur Antwort.

Wie schön. Ich stelle mir das zarte Grün, von dem er spricht, bildlich vor. Und auch die sanften Hügel meiner früheren Heimat.

„Ja, es wird immer wieder Frühling", sagt er schließlich und wir schweigen gemeinsam für einen kurzen Moment. Ich spüre einen Kloß im Hals. Wir beide wissen, dass er damit nicht den Lauf der Jahreszeiten meint. Der letzte Winter war düster und kalt. Mein Vater musste in den vergangenen Monaten verkraften und aushalten, was eigentlich nicht auszuhalten ist: den Verlust eines seiner Kinder. Und dennoch war ER es, der immer wieder Trost spendende Worte und Gleichnisse parat hatte. Wie nun diesen einen Satz: Es wird immer wieder Frühling.

Nachdem wir uns über Belangloses ausgetauscht haben, verabschiede ich mich, lege auf und lasse den Satz in mir nachwirken. Er wärmt. Von innen.

Es wird immer wieder Frühling.

Ich denke an all die Bücher und Texte, die ich in den letzten Monaten zur besseren Verarbeitung dessen, was geschehen war, gelesen habe. Die Lehre von Viktor Frankl, dem Begründer der Logotherapie, der unermüdlich Sinn in allem und jedem suchte, gab mir Halt. Doch in der Rückschau betrachtet, machte mir nichts mehr Mut als jener schlichte Satz des Vaters. Eines einfachen, jedoch unglaublich weisen Landwirts, der seit 81 Jahren im Kreislauf der Natur lebt und vom Schicksal mehrfach auf die Probe gestellt worden ist.

Es wird immer wieder Frühling.

Noch am selben Nachmittag mache ich mich auf, um den Beweis dafür zu suchen. Ich finde ihn. In vielerlei Form. Im Wald sprießen die ersten zarten Grashalme dieses Jahres. An einer sonnigen Stelle finde ich sogar eine Primel. Die ersten Bienen unternehmen zaghafte Rundflüge. Meine Kinder spielen am nahen Bach. Heute muss ich einmal nicht lästig sein wegen der Haube, die der Junior konstant verweigert. Es ist warm. Frühlingshaft warm.

Ich sauge die Stimmung ein. Versuche, sie körperlich abzuspeichern. Denn schon für nächste Woche sind wieder kältere Tage angekündigt worden. Doch vor ihnen und den schlaflosen und dunklen Nächten, die mich in der letzten Zeit geplagt haben, fürchte ich mich nicht mehr. Zumindest heute nicht. Heute überwiegen die Hoffnung und die Zuversicht.

Denn es wird immer wieder Frühling.

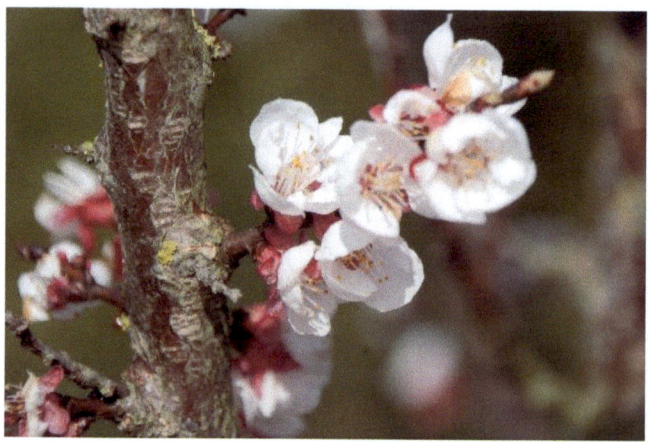

Überraschungen am Wegesrand

Gehen. Ja, das will ich wieder. Aber nicht auf den ausgetretenen Pfaden meiner Umgebung. In letzter Zeit zieht es mich in belebtere Gegenden. Die haben zwar den Nachteil, dass man mit seinen Gedanken nicht ganz allein ist, da man ständig Menschen trifft. Andererseits bieten sie den Vorteil, Neues zu sehen und zu entdecken.

Heute muss ich mich allerdings wundern. Über die Gehetztheit, die mir allerorts begegnet. Ständig werde ich von Joggern, die sich bekanntlich lieber Läufer nennen, überholt. Sie tun mir fast leid, denn sie sehen nichts von den Schönheiten der Natur, sondern starren nur auf ihre Pulsuhr.

Sie hören rein gar nichts von der wunderbaren Symphonie, die gerade von den Vögeln zum Besten gegeben wird, denn sie haben ihre Ohren mit Stöpseln verbarrikadiert. Sie verpassen auch den Hörgenuss, der sich aus dem Säuseln des Windes gepaart mit dem Plätschern des Flusses, der neben dem Wanderweg vor sich hin mäandert, ergibt. „Selbst schuld", denke ich mir und lasse die jungen Sportler vorüberziehen.

Die Hetze macht aber offenbar auch vor den Alten nicht Halt. Eine weißhaarige Walkerin zieht so schnell und mit einem derart verbissenen Gesichtsausdruck an mir vorbei, dass ich bezweifle, dass ihr diese Tätigkeit überhaupt Spaß macht. „Warum tut sie es dann? Sie ist doch bestimmt schon in Pension und könnte es langsamer angehen?", grüble ich.

Bin ich die Einzige, die hier nur um des Gehens willen geht? Nicht, um irgendein Ziel zu erreichen? Um irgendwo anzukommen? Bin ich aus der Zeit gefallen?

Und dennoch fühlt sich meine Art der Fortbewegung richtiger an als die der anderen. Für mich jedenfalls. Ich bin eine Genussgeherin. Eine Entdeckerin. Ich marschiere ohne Ziel los und lasse mich überraschen. Kann sein, dass dies mittlerweile out ist. Für mich ist es IN. Total IN. Im wahrsten Sinne des Wortes. Denn innen drin, da verändert sich stets etwas, wenn ich auf diese Weise unterwegs bin. Das Schwere wird leichter. Mit jedem Schritt fällt etwas ab. Daher ist das Gehen meine Medizin. Mein Heilmittel gegen alle Widrigkeiten, die das Leben immer wieder mit sich bringt.

Und meist finde ich bei meinen Wanderungen auch etwas, was ich gar nicht gesucht habe. Heute ist es ein Stein, der plötzlich vor mir liegt. Ein bemalter. Ein Kind hat mit verschiedenfarbigen Kreiden ein Herz darauf gezeichnet. Dieses besteht aus drei Schichten. Innen ist es zartrosa, umgeben von einem Bereich, der blau eingefärbt wurde. Der Rand strahlt leuchtend gelb.

Wie herrlich. Ich schaue das Herz lange an. Die vielen Läufer und Walker haben es sicher nicht einmal gesehen. Aber mir hat es den Tag erhellt.

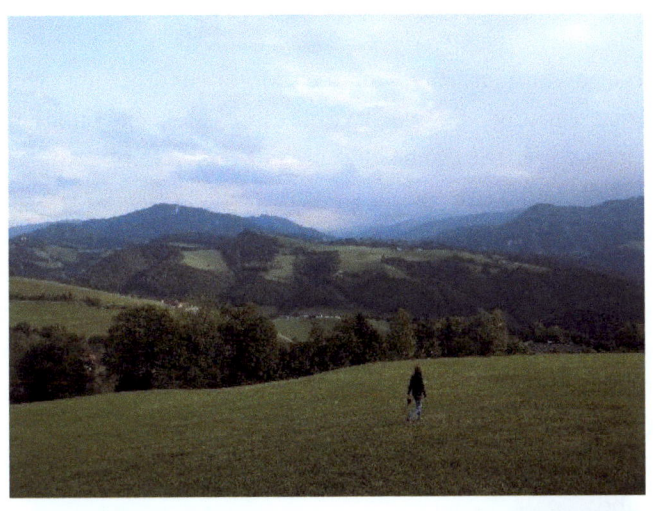

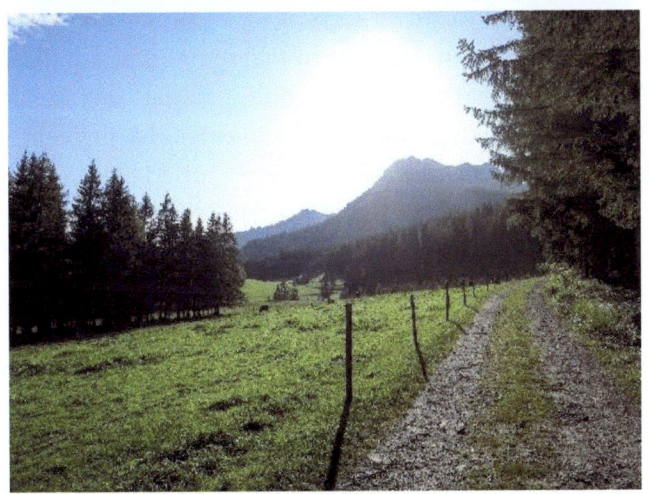

Edelsteine des Alltags

Irgendwann in den letzten Monaten traf ich eine Entscheidung. Es war wohl die beste seit Langem. Vielleicht sogar die beste meines Lebens. Ich beschloss, täglich Glücksmomente zu sammeln. Wobei das Wort Glück in diesem Zusammenhang nicht überbewertet werden soll. Eher trifft Zufriedenheit, Freude oder innere Ruhe den Kern dessen, was ich meine. Ich sammle diese Augenblicke nun so wie andere Menschen Rabattmarken oder ähnliche Dinge horten. Ein warmes Gefühl sucht mich heim, wenn ich einen dieser Momente erlebt und in meinem Inneren aufbewahrt habe.

Das Schöne daran: Hat man einmal seine Sinne auf diese Art der Schatzsuche geschult, findet man die Kostbarkeiten scheinbar überall. In einem Lächeln eines Unbekannten beim Einkauf. Dem zufriedenen Kauen der Kinder, wenn ihnen das Essen schmeckt. In der vertrauten Stimme des betagten Vaters am Telefon und dem Wissen, dass er wohlauf und gesund ist. Im Anblick der blühenden Sträucher im Garten. Neuerdings sitzt eine Taube auf einem benachbarten Kirschbaum. Sie sucht sich immer den gleichen Ast aus und gurrt zufrieden in Richtung unseres Hauses. Ich habe das Tier Helmut getauft. Keine Ahnung, warum. Aber irgendwie schien mir der Name passend für diese Taube, die dann eigentlich als Täuberich zu bezeichnen wäre. Seither gehört der gurrende, hellgraue Helmut quasi zum erweiterten Kreis unserer Haustiere und ich freue mich jedes Mal, wenn ich zu ihm hinüberschaue.

Seit einiger Zeit wird mir täglich um die Mittagszeit ein weiterer, besonders schöner Glücksmoment zuteil. Er ist quasi mein Favorit unter den anderen kleinen Edelsteinen des Alltags.

Mein Jüngster geht nun immer mit Schulkameraden zu Fuß zur nahen Volksschule und mittags wieder nach Hause. Um 11.50 Uhr erreicht die vergnügte Gehgruppe meine Hörweite. Sehen kann ich die Kinder zu diesem Zeitpunkt noch nicht, aber ihr Tratschen und Lachen zu vernehmen, ist das größte Vergnügen. Dank Homeoffice entgeht mir neuerdings keiner dieser Augenblicke mehr, für den ich extra das Küchenfenster öffne. Wenn nun die Hörweite in Sichtweite übergeht, ergibt sich ein kurzer magischer Moment. Der erwartungsvolle Blick meines Sohnes und meiner treffen aufeinander. Neugierig schaut mein Kleiner zum Küchenfenster und hofft, dass ich dort stehe und ihm zuwinke.

Ein paar Sekunden dauert diese Szene und doch ist sie unfassbar schön. Die Zeit scheint still zu stehen. Irgendwann wird er ein junger Mann sein und das Haus verlassen, um anderswo seine Wege zu gehen. Und es wird gut so sein, denn das ist der Lauf des Lebens. Doch die vielen Edelsteine unseres gemeinsamen Lebens wird mir nie jemand nehmen können. „Hallo Mama! Was gibt's zu essen?" Ich hab schon solchen Hunger!", ruft er mir entgegen und legt zur Untermauerung dieser Aussage demonstrativ seine kleine Hand auf seinen Bauch.

Es braucht nicht viel zum Glücklichsein. Eigentlich nur die richtige Brille, um all das zu sehen, was ohnehin schon da ist.

Frühsommerabend

Ganz warm sind sie noch, die Terrassensteine. Aufgeheizt von den vielen Sonnenstunden des Tages. Sie wärmen meine nackten Fußsohlen noch immer, obwohl die Sonne schon lange untergegangen ist. Ein lauer Frühsommerabend. Einer der ersten in diesem Jahr. Ich will ihn genießen mit jeder Faser meines Körpers. Der Kopf sagt: „Es ist spät. Bring die Kinder ins Bett. Geh schlafen."

Das Herz will hier draußen bleiben. Will verweilen in diesem gefühlten Kurzurlaub. Noch vor zehn Minuten sangen die letzten Vögel ihren abendlichen Schlafgesang. Nun sind sie verstummt. Stattdessen stimmt eine andere Band bereits die Instrumente für ihren großen Auftritt. Hunderte Grillen in den umliegenden Wiesen beginnen zu zirpen.

Wie oft hatte sich dieses Schauspiel in den vergangenen Jahren wiederholt und ich hatte es nicht einmal beachtet? Hatte mein Tagwerk wie ein Hamster in seinem Rad verrichtet. Bei Einbruch der Dunkelheit die Jalousien heruntergelassen und die Kinder ins Bett gebracht. Müde vom Tag war ich ebenso alsbald eingeschlafen. Tag für Tag. Woche für Woche. Monat für Monat. Jahr für Jahr. Nun bereue ich es fast, nicht intensiver gelebt zu haben.

Etwas schaffen. Etwas aufbauen. Etwas leisten. So wird es uns von klein auf eingetrichtert. An Tagen wie diesem stelle ich mir die Frage: Für wen, bitte? Wofür, bitte? Um irgendwann gehetzt vom Alltag in irgendeinem Urlaubsort anzukommen? Für das neue Auto? Einen Anbau? Für die Nachkommen? Um den Kindern etwas hinterlassen zu können?

In der Mitte meines Lebens stelle ich ernüchtert fest, dass Geld nicht mehr als ein Tauschmittel ist. Sind erst einmal die Grundbedürfnisse befriedigt, macht ein Mehr an materiellen Gütern nicht glücklicher.

Was hingegen zählt, ist der Moment, der sich in dieser Form niemals wiederholen wird. Das Hier und Jetzt. Zeit ist kein unendlich verfügbares Gut. Das musste ich mehrfach schmerzhaft erleben. Zu viele Menschen habe ich sterben sehen. Lange vor `ihrer Zeit'. Der Tod war und ist mein Lebensbegleiter, aber auch mein weisester Lehrer und schärfster Mahner. Die Lieben im Jenseits rütteln mich immer wieder wach, wenn ich mich zu sehr im Alltag verstricke, verzettle und abstrample. Sie mahnen mich, aufmerksam für das Schöne, das Gute, das Besondere zu bleiben.

Achtsamkeit heißt die modern gewordene Umschreibung dafür. Wie Muskeln wachsen, wenn man sie täglich trainiert, wächst auch diese Fähigkeit, je intensiver und öfter sie ausgeübt wird. Und so stehe ich da – an diesem lauen Abend. Mit nackten Beinen auf der noch warmen Terrasse. Ein Glas Wein in der Hand. Das

Frühsommerlüftchen streichelt meine Wangen. Ich höre den Grillen zu und habe Louis Armstrong im Ohr, der unvergleichlich schön „What A Wonderful World" singt.

Albert Einstein sagte einst: „Es gibt zwei Arten zu leben. Entweder so, als wäre nichts ein Wunder, oder so, als wäre alles eines."

The small things

Ich weiß, man soll es nicht. Und trotzdem tue ich es viel zu oft. Schaue gleich in der Früh aufs Handy und checke Mails sowie Inhalte sozialer Medien. Es soll schlechte Energie in den noch jungen Tag bringen, habe ich einmal gelesen. Ausnahmen bestätigen jedoch die Regel. Ich habe es schon öfter erlebt, dass sich nette Nachrichten, Sprüche oder Botschaften, gleich morgens konsumiert, als `Gamechanger' für die weiteren Stunden entpuppten. „Enjoy the small things, because one day you realize they were the big things", schrieb da etwa jemand genau heute Früh.

Während ich mir einen Kaffee mache, hallt der Satz in meinem Inneren nach. Immer wieder wiederholt er sich in meinem Kopf. Zieht dort Schleifen. Er löst etwas aus an diesem frühen Samstagmorgen, an dem alle noch im Bett liegen. Auf Englisch hat er auf mich eine stärkere Wirkung als auf Deutsch.

„Niemand weckt mich morgen vor Mittag auf!", meinte die pubertierende Tochter gestern Abend in harschem Ton. Der kleine Bruder schloss sich an: „Mich auch nicht. Immerhin haben grade die Sommerferien begonnen!"

Nun weiß ich, was zu tun ist, und was die englische Botschaft mir sagen wollte. Ich lege meinem schlafenden Mann einen Zettel mit der Information „Bin wandern und am späten Vormittag wieder zurück" auf den Tisch, bereite mir Jause, Getränk und passende Kleidung vor und starte kurz darauf das Auto. Wie ich es liebe. Einfach wegzufahren. Ins Blaue hinein. Ohne vorherige Recherchen und familieninterne Diskussionen.

Die Richtung weiß ich ungefähr: hinauf ins hügelige Mühlviertel. Den Rest entscheide ich intuitiv. Der Radiosender Ö1 inspiriert und verwöhnt mich auf der Fahrt mit stimmungsvoller Musik und weisen Worten. Auf diese Art beschwingt, lasse ich mich treiben und steuere meinen Wagen durch die malerisch schöne Landschaft.

In einem kleinen Ort, der sich auch `Erholungsdorf' nennt, steige ich aus. Ich war hier schon öfter, aber immer mit Familie. Ein Geruch von Stallmist liegt in der Luft, doch er stört nicht im Geringsten. Ich mag ihn sogar. Er erinnert mich an mein Aufwachsen am Bauernhof. Starke Wurzeln sind die Voraussetzung für einen kräftigen Stamm, Blüten und Früchte. Ich bin stolz auf meine Herkunft. Daran änderten auch akademische Ausbildungen und ein spannendes Berufsleben im Journalismus und im Sozialbereich nichts. Im Gegenteil. Je älter ich werde, desto mehr besinne ich mich auf ein einfaches und reduziertes Leben zurück.

Was uns am Ende unserer Tage beschäftigt, sind nicht Fragen wie: Was habe ich geschaffen? Sondern: Wie glücklich war ich? Habe ich MEIN LEBEN gelebt oder nur die Vorstellungen anderer erfüllt? Wie intensiv habe ich geliebt und Liebe bekommen?

Ja, darum geht es im Leben und diese Fragen waren es wohl, die mein Inneres heute früh zu dieser Ausfahrt angestupst haben. Also schnalle ich mir den Rucksack um und gehe los.

Wohin?

Zu mir selbst. Und das ist jedes Mal aufs Neue ein wunderbares Erlebnis.

Der Dank des Apfelbaums

Man könnte glatt auf die Idee kommen, dass Bäume auch eine Seele haben. Zumindest scheint es sich bei unserem Apfelbäumchen so zu verhalten. Mit Liebe hatten mein Mann und ich es in der örtlichen Baumschule vor vielen Jahren ausgesucht. „Süß und saftig sollen die Äpfel sein", beschrieb ich der Verkäuferin meine kulinarischen Vorstellungen von der Ernte, die uns der Baum einmal schenken sollte. „Da habe ich genau den Richtigen für Sie", meinte die Fachfrau und deutete auf ein kleines Gehölz. Rasch waren mein Liebster und ich überzeugt, den optimalen Obstbaum vor uns gefunden zu haben und beglückt nahmen wir unseren neuen Gartenbewohner gleich mit nach Hause. Dort wurde er an einer bereits zuvor ausgewählten Stelle eingepflanzt.

Zwei Jahre darauf sollte ein Bauvorhaben neue Freuden im Garten bringen und so machte sich eines Tages der Bagger ans Werk. Doch: oh weh! Beim Zurückschieben übersah der Baggerfahrer das Bäumchen und fuhr es mit dem schweren Gerät an.

Nachdem er abgezogen war, begutachteten mein Mann und ich den Kollateralschaden. „Was sollen wir nun tun? Den Baum entsorgen?", fragten wir uns ratlos. Schließlich entschieden wir uns, das Bäumchen an einem anderen Platz im Garten erneut einzusetzen.

Wegschmeißen könnte man es schließlich auch im Frühjahr noch, riet das Bauchgefühl.

Und siehe da: der Baum blühte wieder! Im Herbst schenkte er uns die ersten wenigen Äpfel, die wir andächtig verspeisten. Jedes Jahr aufs Neue erwärmte er im Frühling von da an mein Herz mit seinen anmutigen zartrosa Blüten und die Ernte im Herbst wurde von Jahr zu Jahr üppiger.

Heuer trug der Baum sogar so viele Früchte, dass manche Äste schon unter der schweren Last abzubrechen drohten. Achtsam pflückte ich sie in den letzten Tagen. Apfel für Apfel wanderte durch meine Hand in die vorbereitete Kiste. Dabei wurde ich das Gefühl nicht los, dass die reiche Ernte der Dank des Bäumchens sein könnte, dass wir damals an seine Zukunft geglaubt hatten.

Mein Mann verdrehte die Augen, als ich ihm diese Theorie unterbreitete. „Was du dir wieder alles zusammendenkst! Manchmal spinnst du wirklich ein bisschen", gab er mir amüsiert zur Antwort. Ich hingegen vertrete die Meinung: Ein wenig aus der Realität auszusteigen, schadet nie. Und auch, wenn es tatsächlich unmöglich ist – allein der Gedanke daran, dass das Bäumchen auf seine ganz eigene Art mit uns kommuniziert, fühlt sich warm und schön an.

Fantasieren und träumen wird man ja wohl noch dürfen. Und ein bisschen spinnen auch.

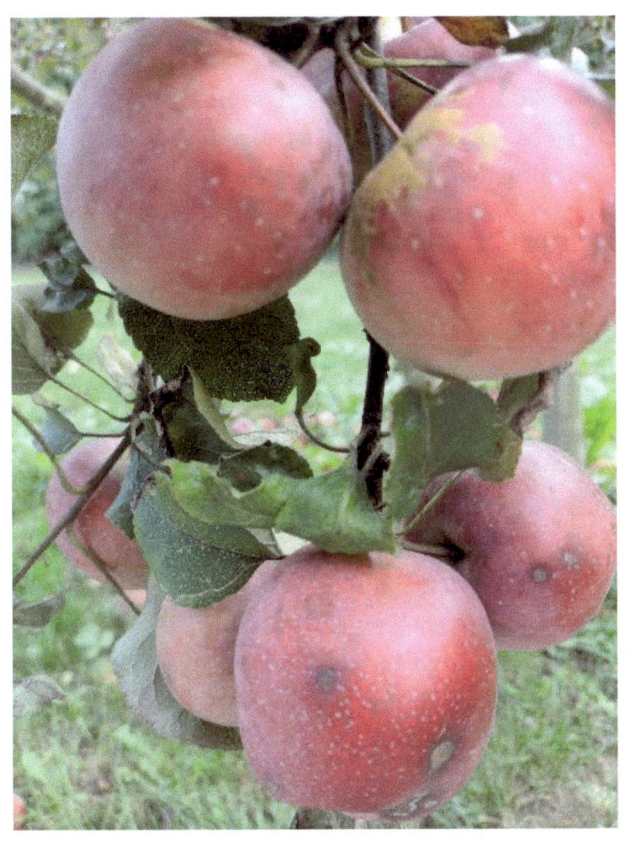

Das Glück ist ein Vogerl

Kürzlich war ich wieder auf Wanderschaft. Mein Heimweg führte mich durch eine Siedlung, in der sich ein Gebäude an das andere reihte. Ich schlenderte gedankenverloren an den Wohnhäusern und Gärten vorbei, als ich plötzlich innehalten musste: „Hier wohnt das Glück" lautete die vielversprechende Aufschrift auf einer Haustür eines Einfamilienhauses. Ich musste schmunzeln. Wie gerne hätte ich Herrn oder Frau Glück persönlich kennengelernt oder zumindest kurz gesehen! Wie schaut jemand aus, der von sich behauptet, dass bei ihm das Glück dauerhaft wohnt?

Ich spähte über den Zaun. Niemand war zu sehen. Der Garten kam mir riesig vor. Verschlungene Wege verliehen ihm den Hauch des Besonderen. Von der Ferne hörte ich jemanden in einer Scheune werken. Dann wurde an einer uneinsehbaren Stelle des Gartens ein Rasenmäher gestartet. Schließlich kam es mir blöd vor, hier einfach so vor einem fremden Grundstück zu stehen und einen Blick auf die Bewohner erhaschen zu wollen.

Und überhaupt: wollte ich tatsächlich wissen, wie Herr oder Frau Glück aussieht? War es nicht schöner, nur eine Vorstellung von diesen Menschen zu haben, die sicher der Inbegriff von Freundlichkeit Zufriedenheit und Ausgeglichenheit waren? Mit Sicherheit.

Und so setzte ich beseelt und in mich hinein lächelnd meine Wanderung fort. Mit dem Wissen, nun ja diese ganz spezielle Adresse zu kennen.

Mit dem Glück ist es ja überhaupt so eine Sache. Es ist nicht greifbar. Nicht steuerbar. Nicht einzufangen. Ein Vogerl eben, als welches es in Liedern besungen wird. Es setzt sich auf deine Schulter. Für einen flüchtigen Augenblick. Dann flutet es das Herz. Und dieses Gefühl ist überwältigend. Schon früher genoss ich solche Momente und wusste sie zu schätzen. Seit einiger Zeit bekomme ich feuchte Augen, wenn ich sie erleben darf. Vor Dankbarkeit. Vor Demut. Das Wissen darum, dass es diese Augenblicke gibt, ist für mich der Zuckerguss des Lebens.

Interessanterweise suchen mich diese Momente immer heim, wenn ich so gar nicht mit ihnen rechne. Bei der Hausarbeit zum Beispiel. Beim Kochen. Oder, wenn meine Familie am Tisch sitzt und sich das Essen schmecken lässt. Wenn so gar nichts Aufregendes passiert, aber alles irgendwie gut läuft. Alle gesund sind. Keine schweren Dinge zu verarbeiten sind.

Sie streifen mich kurz, verflüchtigen sich aber wieder. Erst vor kurzem vermeinte ich an mehreren Tagen hintereinander für einige Wimpernschläge lang diese tiefen Gefühle zu spüren. Nach sehr langer Abwesenheit derselben, kräftezehrenden Phasen, aber auch mutigen Entscheidungen.

Tief berührt ließ ich den kurzen Eindruck des Glücks und der Zufriedenheit nachwirken und versuchte das Gefühl irgendwie abzuspeichern. Doch so überraschend es gekommen war, so schnell war es wieder weg.

Wie besagtes Vogerl auf der Durchreise. Doch, dass es mich überhaupt besucht hat, wärmt mein Herz. Und vielleicht bleibt es das nächste Mal ja länger. Ich werde Augen und Ohren offen und immer wieder Ausschau nach ihm halten.

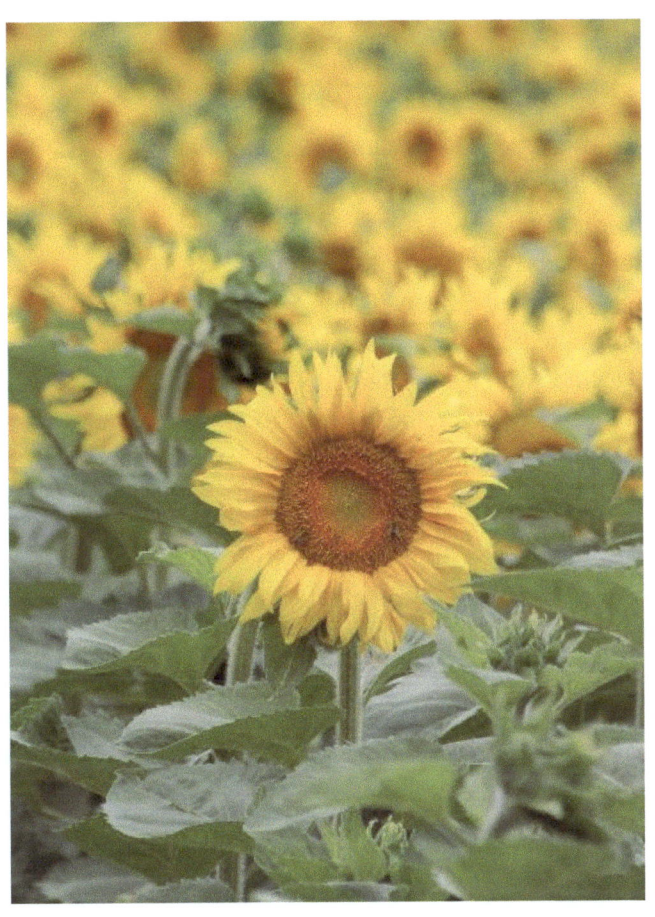

Zur Person

Gerlinde Riegler-Aspelmayr (geb. 1977 in Steyr), aufgewachsen auf einem Bauernhof im schönen niederösterreichischen Mostviertel, hat schon früh die heilsame Kraft des Schreibens für sich entdeckt. Als Kind war sie eine fleißige Brief- und Tagebuchschreiberin. Der Tod 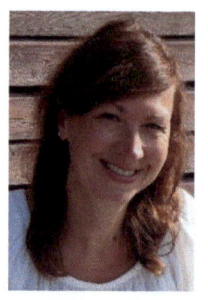 ihrer Mutter machte sie von klein auf sensibel für die Nicht-Selbstverständlichkeiten des Lebens.

Nach dem Studium schrieb die Büchernärrin und Naturliebhaberin hauptberuflich – im Journalismus. Als die Kinder kamen, wechselte sie in einen helfenden und beratenden Beruf. Doch die Sehnsucht nach dem Schreiben kehrte zurück. Nun lebt die 45-Jährige ihre Leidenschaft als Biografin, Texterin und Hobbyautorin aus (www.lilly-schreibt.at).

Corona, persönliche Krisen und Schicksalsschläge galt es in der Zeit, als die Texte dieses Büchleins entstanden, zu bewältigen. Was der Autorin in dieser emotional belastenden Zeit half, war die konsequente Hinwendung zu den kleinen, schönen Dingen des Alltags. Und das Gehen.

Über all das und noch viel mehr schreibt sie auch auf story.one unter dem Pseudonym „LillyRuth".